N° **1.**

RECUEIL DE TRAITÉS D'HYGIÈNE & D'HYDROLOGIE MÉDICALE

EXTRAITS DES MEILLEURS AUTEURS FRANÇAIS, ANGLAIS ET ALLEMANDS

Paraissant 6 fois par an

EAUX MINÉRALES

DE VALS

(Ardèche)

PAR

M. LE DOCTEUR CLERMONT

(DE LYON)

MÉDECIN CONSULTANT, A VALS

Δεῖ δὲ καὶ τῶν ὑδάτων ἐνθυμέεσθαι τὰς δυνά-
μιας· ὥσπερ γὰρ ἐν τῷ στόματι διαφέρουσι καὶ
ἐν τῷ σταθμῷ, οὕτω καὶ ἡ δύναμις διαφέρει
πουλὺ ἑκάστου.

Il est nécessaire aussi de connaître la qualité
des Eaux, qui, si elles diffèrent par la saveur
et par le poids, ne diffèrent pas moins par
leurs propriétés.

(HIPPOCRATE, *Des Airs, des Eaux*, etc.)

ADMINISTRATION :

SOCIÉTÉ GÉNÉRALE DES EAUX MINÉRALES DE VALS

(ARDÈCHE)

EXTRAIT DU RECUEIL

D'OBSERVATIONS

PHYSIOLOGIQUES & CLINIQUES

sur les

EAUX MINÉRALES

DE

VALS

(Ardèche)

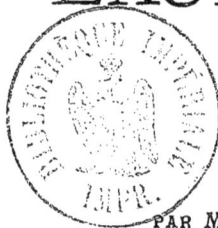

PAR M. LE DOCTEUR CLERMONT (DE LYON)

Médecin consultant à Vals ;

Δεῖ δὲ καὶ τῶν ὑδάτων ἐνθυμέεσθαι τὰς δυνά-
μιας· ὥσπερ γὰρ ἐν τῷ στόματι διαφέρουσι
καὶ ἐν τῷ σταθμῷ, οὕτω καὶ ἡ δυναμις διαφέρει πουλὺ ἑκάστου.

Il est nécessaire aussi de connaître la
qualité des Eaux qui, si elles diffèrent
par la saveur et par le poids, ne diffèrent
pas moins par leurs propriétés.

(HIPPOCRATE, *Des Airs, des Eaux,* etc.)

AVANT-PROPOS.

Quand une eau minérale peut être conservée longtemps sans altération, et malgré les transports les plus lointains, on est en droit, à quelque distance des sources qu'on la prenne, d'en attendre d'aussi bons effets qu'à la station thermale même.

L'épreuve pour les eaux de Vals n'est pas à faire. Des caisses de bouteilles ont été expédiées par centaines en Californie, aux Antilles, etc., — et les rapports qui ont suivi, ne laissent aucun doute sur l'inaltérabilité des Eaux de Vals.

Nous savons bien que toutes les eaux minérales ne possèdent pas une aussi complète aptitude à être conservées et qu'elles s'altèrent assez vite par l'effet de la moindre quantité d'air restée dans la bouteille, de la chaleur, de la lumière, de l'agitation qui leur est imprimée pendant le voyage. Mais les Eaux de Vals recueillies à une température de 14 ou 16° centigrades, ne subissent pas la précipitation de leurs sels qui accompagne le refroidissement brusque et inévitable d'une eau minérale chaude.

Celui qui connaît les propriétés anti-septiques de l'acide carbonique s'explique aisément l'immunité de préservation des eaux carbo-sodiques gazeuses de Vals. La petite atmosphère aérienne comprise entre la surface du liquide et le bouchon est bientôt envahie, puis neutralisée dans ses effets altérants par le gaz carbonique, dont les qualités anti-putrides réagissent aussi sur l'eau, où il est contenu en si grande proportion.

Mentionnons encore, parmi les avantages des eaux minérales transportées, celui d'être en tout temps au service des malades, chez les diathésiques surtout, alors que le traitement doit être lent et le remède pris à petites doses. Elles sont aussi, pour la même raison, d'un grand secours pour s'opposer aux rechutes.

De ce que nous venons de dire en toute sincérité, il ne dérive pas que le séjour du malade aux thermes et son traitement sur place n'aient pas des avantages considérables pour lui. Mais comme les affections, à forme chronique, réclament des soins que l'on ne saurait ajourner pendant des mois, sans porter préjudice aux malades, quoi de plus rationnel que de les traiter par les Eaux minérales transportées, lorsqu'elles ont, comme celles de Vals, l'heureuse propriété de se conserver indéfiniment avec leurs vertus médicinales.

DES

EAUX ALCALINES GAZEUSES

DE VALS

CHAPITRE PREMIER.

QUALITÉS PHYSIQUES ET CHIMIQUES DES EAUX.
LEUR ORIGINE. — LEUR MODE DE MINÉRALISATION.
DESCRIPTION DES PRINCIPALES SOURCES.

Les eaux bi-carbonatées sodiques, dont nous commençons l'histoire dans ce chapitre, se trouvent réunies dans un périmètre de 4 à 500 mètres environ, à l'entrée ou très près d'un petit vallon pittoresque et riant.

Quoique naissant à peu de distance les unes des autres, elles présentent des différences assez notables, dans la quantité et aussi dans la nature de leurs éléments minéraux, pour qu'il soit indispensable de les étudier séparément et d'en distinguer les principaux types, si l'on veut les employer avec discernement, et en conséquence avec fruit, au traitement des maladies.

Dans son traité de l'*air*, des *lieux* et des *eaux*, Hippocrate dit tout d'abord qu'il est utile de connaître la qualité des eaux, qui, si elles diffèrent par la saveur et le poids, ne diffèrent pas moins par leurs propriétés. Cette judicieuse remarque, écrite dans un temps où les connaissances chimiques ne permettaient pas de vérifier ce que l'induction faisait pressentir, suffirait pour révéler le puissant génie observateur de celui que l'on se plaît à nommer le Père de la médecine, et si elle est applicable aux eaux potables en général, elle l'est surtout aux eaux naturellement minéralisées ; car en hydrologie médicale, ce n'est pas seulement le poids ou le degré de saturation saline qu'il faut prendre en considération dans les eaux, c'est aussi la nature chimique des principes qui entrent dans leur composition.

De l'ensemble des analyses qui ont été faites des eaux de Vals par de très habiles chimistes, et notamment par MM. O. Henry et Dorvault, il résulte qu'en outre de leur élément médicinal caractéristique, le bi-carbonate de soude, elles ont toutes de l'acide carbonique en proportion assez forte, pour leur donner, à lui seul, des propriétés médico-physiologiques très importantes. Le bi-carbonate de fer, uni au manganèse, entre aussi dans leur composition en utile quantité dans quelques-unes, en proportion insignifiante dans quelques autres. Le chlorure de sodium et le bi-carbonate de magnésie font partie des eaux de trois ou quatre sources et leur donnent des qualités sur lesquelles nous aurons à revenir plus tard : Enfin l'eau de la source *Saint-Jean* a laissé voir, par l'analyse, des traces très sensibles d'arseniate de soude.

On a encore trouvé, dans les sources carbo-sodiques de Vals, quelques sels neutres, (sulfate de soude, carbonate de chaux, etc.) ; mais leur présence, (attendu leur petite quantité), ne modifie pas assez les propriétés thérapeutiques de l'eau, pour que nous entrions dans de longs détails à leur sujet.

Cependant le lecteur qui voudrait se renseigner, trouvera le nom de ces substances et leurs doses pour chacune des sources, au tableau synoptique, ci-contre.

Les eaux alcalines de Vals sont claires, limpides, pétillantes pour la plupart, d'un goût agréable et un peu piquant : aussi ont-elles une saveur alcaline plus prononcée et presque salée qu'elles doivent à la présence de l'acide carbonique.

Leur température s'élève de 13 à 16 degrés centigrades, selon les sources, mais reste constante dans chacune d'elles. Quant au total de leurs principes fixes, il varie de 2 grammes 57 (*la Saint-Jean*), jusqu'à 9 grammes 24 (*Magdeleine*), en passant par tous les degrés intermédiaires.

Lorsque l'on se trouve en présence de ces nombreuses fontaines d'eau minérale, l'esprit commence à se préoccuper de questions diverses, et se demande instinctivement dans quelles mystérieuses cryptes s'élaborent des mains de la nature ces sources de vie et de santé ; — par quel procédé ignoré se forme leur minéralisation? — sont-elles identiques? en quoi diffèrent-elles ?

Tableau des résultats obtenus par les analyses faites dans le laboratoire de l'Académie de médecine, par M. Ossian HENRI, sur les échantillons envoyés à Paris. — Les compositions suivantes sont établies sur 1,000 grammes de liquide.

SUBSTANCES CONTENUES DANS LES EAUX :	SAINT-JEAN.	PRÉCIEUSE.	DÉSIRÉE.	RIGOLETTE.	MAGDELEINE
Thermalité invariable à la source	13°	15°	16°	16°	15°
Acide carbonique libre	0.4250	2.218	2.145	2.095	2.050
Bi-carbonates — de chaux	0.3100	0.650	0.871	0.259	0.820
de magnésie	0.1200	0.750	0.900		0.672
de soude	1.4800	5.940	6.040	5.800	7.280
de potasse	0.0400	0.250	0.265	0.265	0.235
de lithine	indice	traces	non dosé	traces	traces
fer protoxide avec trace de manganèse	0.0060	0.010	0.010	0.024	0.029
Arseniate de soude	très sensible	traces	sensible	sensible	sensible
Iodure alcalin	indice	indice	sensible	sensible	sensible
Chlorure de sodium et de potassium	0.0000	1.080	1.100	1.200	0.016
Sulfates — de soude	0.0540	0.185	0.200	0.220	0.255
de chaux	0.0700	0.060	0.058	0.060	0.097
Alumine	0.0110	0.000	0.058	0.060	0.097
Matière organique	indéterminé	peu	traces	traces	peu
	2.576	8.885	9.142	7.826	9.248

1° EAUX TERRÉNANTES SÉDATIVES : St-Jean, etc.
4° EAUX LAXATIVES : Désirée, Précieuse, etc.
3° EAUX RECONSTITUANTES : Rigolette, Magdeleine, etc.

En effet, le malade s'étonne parfois de ne pas les voir tarir, même après 3 ou 4 mois de sécheresse, sous un ciel torride et absorbant. Une curiosité, dont Rabelais s'est moqué trop cyniquement (1), incite à se demander d'où peuvent provenir ces eaux que la température de l'air ne modifie en rien, — *Gelidæ fontes !* — toujours fraîches, gazeuses et agréables et que l'on recherche avec d'autant plus de plaisir que la saison est plus chaude, l'atmosphère plus sèche et plus brûlante.

Si la question n'est pas éclaircie, le champ des hypothèses n'est pas assez large pour que l'on puisse beaucoup s'égarer.

Dans ces contrées où les neiges et les glaces de l'hiver ne persistent pas longtemps, il faut invoquer forcément pour expliquer la continuation du jet des fontaines de Vals sous un même volume, par tous les temps, et dans toutes les saisons, l'intervention des pluies et des vapeurs aqueuses de l'atmosphère, se déposant sous forme de rosées nocturnes, d'autant plus abondantes que le ciel est plus pur et les montagnes plus boisées.

Si nous devions en croire le dire des géographes, ces causes seraient suffisantes pour produire des ruisseaux et même de petites rivières.

Mais il en est d'autres encore, qui doivent jouer un certain rôle dans la formation des fontaines de Vals.

Sur les montagnes situées à l'Ouest de Vals, il existe dans un rayon de 25 à 30 kilomètres, des lacs, le lac d'Issarlès entre autres, lesquels occupent les cratères d'anciens volcans et dont les bas-fonds fissurés laissent probablement s'écouler une certaine quantité d'eau. Puis les géologues n'ont-ils pas aussi reconnu que des lacs ou pour mieux dire des nappes d'eau, souvent d'une grande étendue, se trouvent retenus dans l'intérieur de certaines montagnes et servent de bassin d'alimentation à des sources nombreuses et parfois fort éloignées.

Qu'elles aient pour origine les lacs dont nous avons parlé ou les nappes souterraines, qu'elles soient le produit des pluies ou des vapeurs de l'atmosphère, les Eaux alcalines de Vals sont à coup sûr minéralisées par la lixiviation des terrains volcaniques qu'elles traversent, et dans lesquels elles trouvent tout d'abord de l'acide carbonique dont elles s'emparent.

(1) « Eh ! m'esbahis grandement d'ung tas de fols, philosophes et médecins qui perdent leur temps à disputer d'où vient la chaleur des dictes eaux, si c'est à cause du baurach ou du soulphre ou de l'alun ou du salpestre qui est dedans la minière, car ils n'y font que ravasser et mieulx leur vauldroit se aller frotter le..... dos au panicaul, que de perdre ainsy le temps à disputer ce dont ils ne sçavent l'origine. »

Dans leur course plus ou moins rapide et tourmentée, le gaz carbonique leur donne une action dissolvante, et, par là, leur permet l'entraînement du carbonate de soude contenu en abondance dans les roches feldspathiques : Ce *proto* sel passe à l'état de *bi* ou de *sesqui* carbonate, très soluble, et dont l'eau se sature en raison de la longueur du trajet qu'elle fait en contact avec lui, comme en raison de la plus grande quantité d'acide carbonique qu'elle s'est déjà appropriée, et des pressions qu'elle exerce sur la substance carbo-sodique.

Il faut encore invoquer l'intervention de l'acide carbonique pour expliquer la présence, dans les Eaux de Vals, des bi-carbonates de fer, de magnésie et de chaux ; mais pour rendre un compte plus complet de leur riche et si précieuse composition, il faudrait pouvoir préciser au juste le concours apporté dans cette désagrégation des roches plutoniques, par les forces électro-galvaniques, qui jouent toujours un rôle si important dans les grands actes de la nature.

L'altération des gneiss micacés et feldspathiques, ce que Dolomieu appelle la *maladie*, et le géologue anglais Lyell, la *carie du granit*, tient à l'action dissolvante de l'acide carbonique seul ou mêlé à de l'eau.

Le quartz lui résiste et n'a rien à donner aux sources de Vals, dont le travail de minéralisation est, pour ainsi dire, tout indiqué dans les *Principes de Géologie de Lyell*, où on lit, deuxième partie, page 141 : « Dans tous les pays, mais particulièrement dans le voisinage des volcans brûlants ou éteints, les sources dégagent une très grande quantité de gaz acide carbonique. Ce fluide élastique a la propriété de décomposer plusieurs des roches les plus dures avec lesquelles il se trouve en contact, et surtout les roches si nombreuses où le feldspath entre comme élément constituant ; il rend l'oxide de fer soluble dans l'eau et contribue à la solution de la matière calcaire. »

Ainsi composées, les eaux de Vals jaillissent par les ouvertures qu'elles se sont pratiquées elles-mêmes, où que la main de l'homme a creusées dans la roche, formant la croûte solide du pays. Les unes sont chassées au-dehors par une pression intérieure hydraulique et coulent en nappes ; les autres le sont par une pression gazeuse ; ce qui tend à leur donner le type intermittent.

Les Eaux de Vals doivent naturellement être classées en trois catégories, savoir :

1° *Les toniques reconstituantes* ou celles qui ont en même temps le plus de bi-carbonate de soude, d'acide carbonique et de fer. A la propriété spéciale que toutes les autres sources possèdent d'une manière moins accentuée, elles joignent la propriété élective de donner du fer et de la couleur aux globules du sang ; et, étant aussi très chargées de chlorure de sodium, elles ont une action plus grande sur l'hématose. En un mot, elles sont plus toniques et plus reconstituantes que les eaux des sources voisines. Les types en sont à Vals la *Rigolette,* mais par dessus tout la *Magdeleine.*

2° *Les Eaux laxatives ou sodo-magnésiennes ;* elles sont peu ferrugineuses, mais bien pourvues de bi-carbonate de magnésie. Outre leur propriété spéciale, elles ont encore celle d'être légèrement laxatives et répondent à des indications particulières que les médecins connaissent et apprécient pour les maladies du foie surtout. La *Précieuse,* et mieux encore la *Désirée,* en sont à Vals les vrais types.

3° *Les Eaux tempérantes et sédatives ;* elles sont relativement peu sodiques et s'adressent à l'élément douleur ; l'une d'elles, la *Saint-Jean,* est légèrement arsenicale.

Nous voici parvenus au moment de faire connaître par quelques détails les sources carbo-sodiques de Vals.

En voyant toutes ces richesses hydro-minérales de Vals, il est difficile de ne pas s'écrier, comme le faisait Atrié, à l'égard des eaux d'Aix, et avec plus de raison que lui :

« Quelle plus grande faveur la Providence pouvait-elle faire aux malades et au pays de Vals, que de leur donner ces nombreuses sources variées, qui, dans leurs indications, embrassent presque toutes les maladies chroniques et qui, par leurs minéralisations différentes les unes des autres, peuvent fournir au praticien une véritable gamme thérapeutique ! »

PREMIÈRE CATÉGORIE.

EAUX TONIQUES RECONSTITUANTES.

Source Magdeleine.

L'Eau de la source *Magdeleine* est de toutes les eaux carbo-sodiques, celle qui mérite le plus de fixer l'attention des médecins. Elle seule a donné à l'analyse chimique 7 gram. 28 c. par litre de bi-carbonate de soude, et nulle part il n'en existe une qui atteigne à une telle proportion de sel alcalin ; aussi, nous avons pu dire qu'elle seule suffisait pour élever la station de Vals au premier rang des stations d'eaux alcalines, et qu'elle en faisait sans conteste le prototype du genre.

De cette énorme quantité de sel sodique, elle reçoit à un très haut degré les propriétés diverses d'être dissolvante et altérante, qualités si souvent recherchées en médecine ; ce sera donc l'eau de la source *Magdeleine* qui devra être choisie toutes les fois que l'on aura besoin, pour base d'un traitement hydro-minéral, d'une eau très alcaline.

Enfin, si nous faisons remarquer qu'elle est très gazeuse, pourvue de chlorure de sodium, et qu'elle contient plus de bi-carbonate de fer manganique que nos autres sources, on devra la considérer comme fournissant l'eau alcaline de Vals la plus constituante.

Sa température est de 15° centigrades et son débit de 6 à 7 mille litres environ par jour. Sa saveur légèrement alcaline est néanmoins agréable et les malades qu'on y adresse presque en aussi grand nombre qu'à la source *Dominique* paraissent boire cette eau avec plaisir. Toutes les diathèses susceptibles d'être modifiées par les alcalins, certains herpés, la *goutte*, la *gravelle*, le *diabète* ressortent à Vals de son domaine. Il est encore d'autres maladies qu'elle modifie heureusement et très vite, celles par exemple où l'indication est de relever le système nerveux, pourvu toutefois qu'il n'y ait pas de contre-indications, telles que la constipation ou une trop grande susceptibilité de l'estomac.

C'est aussi vers elle que l'on dirige de préférence les personnes, déjà habituées à la médication alcaline, et qui ont échoué dans un traitement antérieur par des eaux analogues.

Source Rigolette.

Ce nom qui a fait sourire quelques personnes, lui vient, dit-on, du mot *Rigole* dont tout le monde connaît l'acception, et l'eau qui en coule à la température de 16° centigrades, partage sans toutefois les égaler en intensité, toutes les propriétés reconstituantes et toniques de l'eau de la source *Magdeleine*, car elle a presque autant de fer, et, si le bicarbonate de soude n'y est pas représenté par un chiffre aussi élevé, en revanche c'est elle qui possède le plus d'acide carbonique et de chlorure de sodium de toutes les Eaux de Vals.

Quand on lira dans le chapitre suivant les profondes et favorables modifications que ces deux derniers éléments si largement dévolus à l'eau de la source *Rigolette* impriment à l'économie animale, on ne s'étonnera pas, si cette eau est très recherchée pour combattre les *diarrhées atones*, les *gastrorrhées*, les *enterrorhées*, les *chloroses*, les *anémies*, la *leucocythémie*, la *leucorrhée* et d'autres symptômes qui, produits ou causes de troubles dyspeptiques fréquents, réclament l'emploi des alcalins combinés aux toniques.

Sa puissance de reconstitution dans les asthénies chroniques ayant même amené un commencement de cachexie ; son heureuse influence lorsqu'il faut relever l'innervation et rendre par là aux tissus leur énergie vitale, nous ont paru traduire sa véritable propriété élective, ou si l'on aime mieux sa *résultante*, qui va quelquefois jusqu'à produire de la constipation, effet peu nuisible et facile à combattre quand on a comme à Vals des sources sodo-magnésiennes dont nous allons parler.

Son excès d'acide carbonique libre lui communique une saveur piquante des plus agréables, et lui donne, comme à l'eau de la source *St-Jean*, la propriété de pousser à la gaîté ceux qui en font usage.

DEUXIÈME CATÉGORIE.

EAUX SODO-MAGNÉSIENNES, LAXATIVES.

Source Désirée.

Parmi les sources alcalines de Vals, dont l'eau possède largement la propriété spéciale des eaux carbo-sodiques, l'une des plus intéressantes pour le médecin, est sans contredit celle de la *Désirée*, parce qu'elle y joint encore une action élective des plus utiles dans le traitement d'un grand nombre de formes morbides.

En effet, elle est légèrement purgative, non à la manière des eaux de Sedlitz, de Pullna ou de Nierderbronn, mais comme celle que l'on employait, il y a encore peu d'années, sous le nom d'*Eau magnésienne saturée*, et qui n'était autre qu'une dissolution de carbonate de magnésie dans l'eau, obtenue au moyen d'une addition d'acide carbonique.

Elle contient par litre un gramme environ de bi-carbonate de magnésie, et, bien que cette proportion paraisse minime, eu égard à l'effet que l'on se propose d'obtenir, on s'aperçoit bientôt, quand les malades ont fait usage pendant 4 ou 5 jours de l'eau de la *Désirée*, que sa dose de magnésie est suffisante pour détruire la constipation chez un grand nombre d'entre eux et même de produire des selles diarrhéiques chez quelques-uns.

Elle est presque aussi chargée en acide carbonique que l'eau de la *Rigolette*, et après l'eau de la *Magdeleine*, c'est elle qui contient le plus de bi-carbonate de soude. Elle n'a que 10 milligrammes de fer ; aussi est-ce son action élective purgative, qui fait diriger vers elle tous les genres d'affections accompagnées de selles rares et difficiles. Les *maladies de foie* lui fournissent un nombreux contingent de visiteurs, sans parler de tous ceux qui lui sont adressés en vue de combattre le symptôme de constipation et en vue de ses propriétés alcalines fondantes qu'elle possède à un degré supérieur. Le chlorure de sodium, qu'elle a en assez grande quantité, ne lui permet pas une influence trop dépressive sur l'économie.

La température de l'eau de la *Désirée* est de 16° centigrades ; elle a une saveur alcaline *sui generis*, se rapprochant un peu de celle de l'eau contenue dans les huîtres, et à laquelle on se fait assez vite.

Toutes les hypérémies actives et passives trouvent en elle un excellent moyen de résolution, et l'on dirait que c'est pour elle que M. Herpin, de Metz, a écrit ces mots : « Les eaux alcalines gazeuses, même dans les maladies chroniques de la poitrine, dans les dispositions à la phthisie pulmonaire, surtout chez les personnes très sensibles, disposées aux congestions et aux inflammations pulmonaires, peuvent être d'un grand secours.»

Elle sera donc utile dans les maladies où l'on aura à craindre de provoquer une métastase goutteuse ou autre sur des organes importants ; et dans un de nos articles sur l'eau de la source *Désirée*, publié, il y a deux ans, dans les journaux de médecine, nous terminions en forme de péroraison par les réflexions suivantes, qui peuvent encore trouver ici leur à-propos :

« Chez les personnes grosses, pléthoriques, disposées aux mouvements congestifs sanguins vers le cerveau, l'eau de la source *Désirée* de Vals est indiquée (2 verrées à chaque repas). En outre qu'*elle maintient la liberté du ventre, elle assure et accélère la digestion,* et c'est bien souvent dans le moment d'une chylification pénible que se produisent les attaques de congestion ou d'apoplexie. D'ailleurs, si l'on ne peut pas dire, d'une manière absolue, que toute joie vient du ventre, on ne peut disconvenir du moins que le fonctionnement régulier des viscères abdominaux ne soit un gage d'une bonne santé, et partant d'une longévité qui, au dire des philosophes, n'est pas sans attrait ni sans utilité, surtout quand on est comme le rappelle Cicéron :

« *Ille vir, haud nec magnâ re, sed plenâ fidei.* »

Source Précieuse.

Située tout à côté de la source *Magdeleine*.

Son eau, considérée sous le rapport de ses effets physiologiques et curatifs sur l'économie, peut être regardée, si l'on peut employer ce terme de comparaison, comme la sœur cadette de la précédente. *Elle active la digestion et les sécrétions ; elle relève le système nerveux ;* en un mot, elle possède la propriété spéciale des eaux carbo-sodiques, mais en outre, comme elle contient un peu de bi-carbonate de magnésie, elle produit ainsi que l'eau de la *Désirée* un effet laxatif ; seulement il faut en prendre un peu plus à la fois ou plus longtemps.

Comme l'eau de la *Désirée*, elle n'a que 10 milligrammes de fer par litre, et les mêmes principes fixes à quelques centigrammes près en moins (voir le tableau). Sa température est de 15° centigrades, et quoiqu'elle soit une des plus minéralisées de Vals, elle est néanmoins une des plus agréables au goût, ce qui dépend probablement de l'intime mixtion de ses éléments, ou mieux de l'état de solution complète où s'y trouve le gaz carbonique ; car bien qu'il y soit en plus grande quantité que dans la source *Saint-Jean*, par exemple, on ne voit pas dans le verre où on la reçoit, comme pour celle-ci, le gaz s'échapper en grosses bulles aussi nombreuses et rapides. A son goût on ne se douterait pas qu'elle contient 5 grammes 8 de bi-carbonate de soude par litre et 2 grammes environ de gaz acide carbonique.

Les troubles morbides qui réclament l'emploi de l'eau de la source *Précieuse*, sont donc à peu près les mêmes que ceux que l'on envoie à la *Désirée*. Cependant il y a une distinction à faire et qui n'échappe pas aux médecins : quand on veut obtenir par nos eaux sodo-magnésiques un *relâchement médiocre du ventre*, c'est à la source *Précieuse* qu'il faut s'adresser, en en continuant l'usage, sans crainte d'en abuser, un ou même deux mois, comme d'une médecine d'entraînement, qu'on nous passe le mot. *Elle agit très bien dans les dyspepsies et les constipations lymphatiques* ; mais si l'on a affaire à une constipation plus rebelle, plus idiopathique, c'est à l'eau de la source *Désirée* qu'il faut avoir recours, car son action laxative, plus marquée, peut être considérée comme le commencement d'une véritable révulsion sur l'intestin.

TROISIÈME CATÉGORIE.

EAUX TEMPÉRANTES SÉDATIVES.

Source Saint-Jean.

L'*eau des dyspepsies*, dans leur état de simplicité, *ou des gastralgies*, même dans les moments où la douleur est vive, la tisane alcaline des enfants, et sans conteste aussi la meilleure des eaux de table que l'on connaisse, est fournie par la source *Saint-Jean*.

Elle est le type des eaux tempérantes et sédatives des sources carbo-sodiques de Vals. Nous disons de Vals, parce qu'ailleurs il n'en existe pas qui puissent lui être comparées, tandis que, parmi ses voisines, sur les bords de la Volane, il en est deux ou trois qui ont, à peu de chose près, la même quantité d'éléments communs, carbonique et sodique.

Mais la *St-Jean* possède de plus quelques traces sensibles d'arseniate de soude, qui rendent plus sûre son action élective et permettent de l'employer, même dans les périodes algides des affections névropathiques.

Le débit de cette source est abondant. La température de l'eau est à 13° centigrades. Son goût est parfait ; elle passe facilement par l'estomac, *active la digestion,* et les personnes qui en font usage ne tardent pas à éprouver un surcroît d'appétit. Il en est qui en ressentent une légère excitation vers le cerveau, une sorte d'entrain et de gaîté, alors même qu'elles sont d'un caractère triste et mélancolique.

La proportion relativement faible des sels alcalins de l'eau de la *St-Jean* permet d'en boire longtemps, et avec abondance, à table et dans l'intervalle des repas, sans en être incommodé, et dans le but d'affermir ou de continuer l'effet obtenu par les eaux des autres sources employées préalablement contre les maladies graves qui en ont réclamé l'usage. Elle permet encore de l'administrer aux enfants les plus jeunes, dont elle fait disparaître les dispositions à la diarrhée, si commune dans le premier âge de la vie. *Les dyspepsies lymphatiques de lésions légères, les embarras gastriques simples sont du domaine de l'eau de la source St-Jean,* et nous resterons dans le vrai en terminant ce que nous avons à en dire, si nous répétons la fin d'un article publié par nous à ce sujet (*Gazette des Hôpitaux,* 1er mars 1866) :

« L'eau de la source *St-Jean* sera, pour le médecin, le trait d'union entre deux traitements plus accentués ; elle lui servira aussi à continuer ou à consolider la guérison obtenue par l'eau des autres sources beaucoup plus sodiques. Comme nos confrères de Vals, nous dirons que par la faiblesse relative de sa minéralisation, elle marque le premier degré de l'espèce d'échelle ascendante que semblent représenter les sources bicarbonatées sodiques de Vals, et que les médecins de cette station peuvent la considérer comme une excellente fortune pour les malades dont l'estomac douloureux ou encore trop faible serait lésé par des eaux plus chargées en bi-carbonate de soude et en acide carbonique, alors cependant qu'un traitement par une eau minérale alcaline gazeuse serait indiqué par la nature de la maladie. »

CHAPITRE II.

Déjà, en 1854, le savant académicien, Patissier, dans son *Guide des Eaux minérales* disait : « Dans l'état de santé, l'eau de Vals prise en boisson, augmente l'appétit, rend la digestion plus facile, régularise les évacuations alvines et produit parfois un effet purgatif. La circulation devient plus active, la peau plus chaude, il se manifeste un sentiment de force et de bien-être inaccoutumé. Quelques verres de cette eau suffisent pour rendre alcalines les sueurs et les urines qui sont naturellement acides. »

Ainsi, l'éminent praticien, reconnaît à nos eaux sodiques une action générale sur l'économie, et en outre des propriétés particulières ou électives : celles de relâcher le ventre et de donner de la vigueur aux systèmes circulatoire, sanguin et lymphatique.

De son côté, M. Lefort nous dit : « Tous les chimistes hydrologues, ajoutons tous les médecins, connaissent l'intérêt qui s'attache à l'examen comparatif des sources d'eaux minérales, situées à côté les unes des autres. Ils savent que le plus ordinairement, toutes ces sources se relient entre elles par des canaux naturels, et ils supposent avec raison qu'elles proviennent d'une même nappe d'eau. Mais quoique ayant la même origine, il arrive le plus souvent, pour ne pas dire toujours, que les eaux voisines ne contiennent pas le même poids de principes fixes, soit qu'elles mettent plus de temps pour arriver sur le sol, soit que celui-ci ne possède pas partout la même constitution, soit enfin qu'elles se mélangent pendant leur ascension avec des sources d'eau douce. En se modifiant ainsi, les eaux acquièrent des propriétés nouvelles dont le médecin sait habilement tirer parti. »

Lorsque nous avons proposé la division des sources carbo-sodiques de Vals en trois catégories : 1° les *toniques reconstituantes* (*Magdeleine* et *Rigolette*); 2° les *laxatives* (*Désirée* et *Précieuse*); 3° la *tempérante-sédative* (*St-Jean*), nous avons cherché à faire s'harmoniser les résultats de l'expérience avec les hypothèses de la théorie; or, si on jette les yeux sur le tableau synoptique placé page 3, si on se souvient de la description abrégée que nous avons faite des sources, on sera convaincu que nous sommes allé au-devant des considérations si vraies et si pratiques de M. Lefort, applicables en tous points à nos eaux sodiques.

Les analyses en ont été faites avec soin et science. Citer MM. O. Henry, de l'Académie, et Dorvault, chimistes habiles et spéciaux dans l'examen des eaux minérales, c'est donner la meilleure garantie de la véracité des résultats qui ont été publiés ; c'est donner la preuve que pas une de nos sources n'est identique à une autre d'entre elles, et que si leurs eaux contiennent d'abord plus ou moins de principes communs, il y a dans les unes des agents médicinaux qui ne se retrouvent plus, sinon à dose insignifiante, dans les autres.

Or il est évident que cette différence de proportion dans leurs éléments communs, que cette variété de nature dans leurs principes minéraux particuliers, donnent aux trois catégories de nos eaux des propriétés curatives diverses, et partant des indications dissemblables, de sorte qu'il est indispensable, pour le médecin qui veut en faire une application au traitement des maladies, non-seulement de tenir compte de leur action *spéciale*, mais encore de leurs actions *électives*.

La première, commune à toutes les eaux alcalines de Vals, y est néanmoins très différente d'intensité, en raison du degré de minéralisation des sources ; mais elle est toujours produite par les modificateurs qu'on retrouve dans toutes : le bi-carbonate de soude et l'acide carbonique, qui les rendent à la fois fluidifiantes des humeurs et stimulantes du système nerveux. Cette action spéciale mérite d'être étudiée, car avec l'eau de la source *St-Jean*, par exemple, et la dose de 1 gr. 48 cent. de sel alcalin par litre, on n'obtiendra pas le même effet qu'avec l'eau de la source *Magdeleine*, qui en a 7 gr. 28, et le médecin doit être averti des étranges mécomptes qu'il éprouverait, si, espérant atteindre le même but, il donnait indifféremment l'une ou l'autre.

Quant aux actions électives, il nous serait encore plus facile de montrer tout l'intérêt qu'il y a à bien étudier l'apport d'influence d'un élément en plus dans des eaux voisines et de même nature. Un seul exemple suffira : une chlorose sera promptement guérie par une eau alcaline gazeuse, mais en même temps ferrugineuse ; or, cette dernière condition manquant, le traitement sera long et incertain.

En résumé, il reste établi, que les sources alcalines de Vals offrent entr'elles des dissemblances notables. Les analyses chimiques et les observations cliniques des médecins de la station s'accordent sur ce point. Il est donc obligatoire d'admettre pour les eaux un mode d'influence sur l'économie, commun à toutes et appelé *action spéciale*, puis d'autres modes d'influence variables, selon les catégories de sources, et dits *actions électives*.

Voyons maintenant s'il est possible d'expliquer comment se prépare et s'effectue la guérison des maladies par les eaux minérales en général ; si leur influence sur la santé est constante, et enfin, quels sont les effets physiologiques et thérapeutiques de chacun des éléments médicamenteux existant à l'état d'extrême dilution, dans les eaux alcalines gazeuses de Vals.

En conséquence, nous aborderons, par cette étude ce que nous avons à dire des eaux bi-carbonatées sodiques de Vals, et nous allons passer en revue : le bi-carbonate de soude, l'acide carbonique, le bi-carbonate de fer, le chlorure de sodium, et enfin le bi-carbonate de magnésie, puisque c'est à ces agents médicamenteux que nos eaux doivent et leur action spéciale et leurs actions électives.

BI-CARBONATE DE SOUDE. — Ingéré dans l'estomac, ce sel, si communément employé aujourd'hui par les médecins, y produit des phénomènes locaux d'abord, puis la partie qui n'y est pas décomposée, portée dans le courant de la circulation, donne lieu à des actes physiologiques généraux et complexes.

Très dilué, il a pour premier effet, selon MM. Cl. Bernard, de l'Institut, et Blondelot, et d'après d'autres observateurs, de saturer les acides libres et surabondants de l'estomac ; il les alcalinise, mais bientôt après, selon M. Cl. Bernard, il reproduit l'acidité dans le viscère, en y déterminant une sécrétion plus grande du suc gastrique. Toujours est-il qu'il active et rend plus complète la digestion !

Cette manière dont se comporte tout d'abord le bi-carbonate de soude sur la digestion, entraîne à sa suite des faits physiologiques d'une haute portée, et vient efficacement en aide au malade pour sortir de l'espèce de cercle vicieux dans lequel il se trouve enfermé, en allant, par une mauvaise digestion, à une innervation morbide, et d'une innervation abaissée à une digestion de plus en plus incomplète.

En effet, par un chyle mieux préparé et de meilleure nature, le sang reçoit des matériaux plus riches et plus réparateurs ; les glandes à leur tour, sont mieux stimulées au travail des sécrétions, l'hématose devient plus parfait, et le sang ayant acquis les vertus reconstituantes dont il était privé, reconforte le système nerveux, et par là toutes les fonctions qui en dépendent.

La partie de ce sel décomposée dans l'estomac, dit l'honorable chirurgien en chef de l'Hôtel-Dieu de Lyon, M. Pétrequin, y forme du lactate de soude qui aide à entraîner dans le chyle et dans la lymphe les matériaux de la nutrition. Ainsi, directement, le bi-carbonate de soude rend la digestion plus prompte et plus complète ; puis, indirectement, il va reconstituer les humeurs et les tissus; enfin, il ramène les fonctions à leur marche régulière. Son rôle dans l'économie ne se borne pas à cette sphère d'action, il l'agrandit en s'introduisant lui-même dans le sang, car tout n'est pas employé à la saturation des acides, et à la formation du lactate de soude. Cet élément sodique, disent les physiologistes, est mieux supporté dans notre économie que la potasse, l'ammoniaque et les autres substances basiques, car sa présence y est plus nécessaire.

Ainsi, entraîné dans le torrent circulatoire, et dans tout l'organisme, il y devient un agent *fluidifiant* et *désagrégeant*, mais non spoliateur, dit M. Mialhe, le savant président de la Société d'hydrologie médicale de Paris, et ces deux qualités lui donnent une précieuse action curative. En rendant le sang fluide, il lui permet de pénétrer plus avant dans les tissus, et dans les acini des glandes, dont il rend les sécrétions plus abondantes et plus fluides (bile). Il va aussi porter plus loin par les artérioles, les éléments de la nutrition, y faire agir la substance alcaline elle même, puis il remporte par les veinules et les canaux excréteurs, les molécules anormales qui y avaient été déposées sous l'influence morbide.

On remarque chez le jeune enfant dont la nourrice a un lait trop riche, trop crémeux, des symptômes prompts et rapides de dépérissement et d'amaigrissement. Mais si on lui donne un lait jeune et léger, on le voit bien vite revenir à la santé, et, sans autres remèdes, débarrassé des croûtes laiteuses (impétigo) dont il avait été couvert par le fait d'une mauvaise alimentation. Il en est de même du sang : trop épais, il nourrit mal et donne lieu à de nombreuses affections, tout comme la sève trop visqueuse engendre la gomme des végétaux.

En rendant au sang sa fluidité normale, le bi-carbonate de soude devient un *reconstituant*, sans pour cela perdre sa qualité désagrégeante et éliminatrice, très utile en thérapeutique, car il faut désunir et enlever les vieux matériaux d'un édifice pour les remplacer par de nouveaux et de plus solides : qu'on nous pardonne cette comparaison matérielle, puisque c'est un peu ce qui se passe dans un foie ou une rate engorgés et qu'on traite par les eaux alcalines. Cette propriété désagrégeante des eaux sodiques est, d'ailleurs, signalée par nombre de médecins, et notamment, par Petit, de Vichy, qui a célébré les vertus *soustrayantes* et lithontriptiques du bi-carbonate de soude, et a démontré, qu'en alcalinisant les urines acides, il fait partir les produits de la gravelle urique.

Dans la pratique, on tire souvent parti de son double effet de fluidifier et de prévenir l'acidité, pour le mêler au lait qu'on donne aux enfants. Par ce moyen, il détruit aussi les aigreurs intestinales et prévient la diarrhée si fréquente et souvent si funeste dans le premier âge.

Les alcalins rendent le sang propre à l'osmose, facilitent la combustion respiratoire des substances hydro-carburées (sucrées, amyloïdes). Aussi MM. Trousseau et Pidoux ont-ils classé le bi-carbonate de soude parmi les agents *altérants* et *reconstituants*, à cause de son action sur l'hématose d'abord, puis ensuite, parce qu'un sang convenablement hématosé est une première condition de reconstitution. Ces deux auteurs du meilleur traité de Matière Médicale et de Thérapeutique que nous possédions, ajoutent encore, qu'en sa qualité d'altérant et d'*antiplastique*, on doit l'employer dans l'angine couenneuse et dans le croup, pour liquéfier et détacher les pseudo-membranes.

Une des gloires de la médecine française, Bretonneau, de Tours, a dit aussi que dans les cas de dyspepsie acide, amenant des troubles cérébraux, le bi-carbonate de soude obtient de bons résultats. Ce fait est vrai, mais n'est-il pas possible de retourner la proposition et de dire : lorsque des troubles cérébraux et nerveux ont pour effet de mauvaises digestions, l'action du bi-carbonate de soude sur le sang, qu'il rend plus réparateur, et l'action consécutive de celui-ci sur les centres nerveux, ne sont-elles pas aptes à rétablir l'état normal de la digestion? Car rétablir l'influence nerveuse qu'elle dirige et stimule, c'est ranimer les fonctions.

Les eaux de Vals, celles de la *Rigolette* et de la *Magdeleine* surtout, nous ont souvent paru agir principalement sur l'innervation, effet sur lequel nous reviendrons plus tard en parlant du diabète et d'autres maladies ; car le réveil de l'influx nerveux est le caractère distinctif des eaux carbo-sodiques.

Rarement, comme on le dit vulgairement, le médecin peut prendre le taureau par les cornes ; il doit, dans bien des états morbides, agir par voie indirecte pour atteindre l'origine du mal. Le cathétérisme ne guérit pas toujours une rétention d'urine, et la strichnine y parvient quelquefois ; souvent l'estomac ne fonctionne plus, et la cause en est dans les centres nerveux, c'est la véritable dyspepsie.

Ce serait peut-être le moment de nous demander quelles sont les altérations que le bi-carbonate de soude peut provoquer dans l'économie, lorsqu'il est pris à haute dose et pendant longtemps, dilué ou non. Il ne nous a paru jamais produire qu'une stimulation trop vive de la muqueuse gastrique, comme peuvent en faire naître nombre d'agents médicinaux, l'huile essentielle des crucifères, par exemple. Nous sommes donc porté à croire que l'abus des alcalins est incapable de provoquer l'état morbide qu'on a désigné sous le nom de *cachexie alcaline*, mais qui, jusqu'ici, est restée un mythe pour nous.

Chacun sait que l'excès des alcalins dans le sang se perd par les urines, qui restent alcalines tant que cet excès persiste ; nous admettrons pourtant si l'on veut, que cette question de la cachexie est encore à l'étude ; car pour la résoudre par l'affirmative, on n'a encore que des faits mal observés, sur des gens valétudinaires de longue date, et sous l'influence de lésions organiques, dont les eaux alcalines ont pu précipiter l'évolution, quand elles ont été prises d'une manière abusive.

Nous n'ignorons pas que Magendie, en opérant sur des animaux une véritable dissolution du sang, à l'aide d'une préparation alcaline qu'il injectait peu à peu dans les veines, parvenait à provoquer chez eux quelques accidents typhyques ; mais la voie indirecte, celle de l'estomac, n'offre pas au sel alcalin les mêmes conditions d'action désorganisatrice. D'une part, le viscère n'assimile ou ne laisse passer dans le sang que la quantité de substance alcaline dont l'économie a besoin à l'état de lactate ou de carbonate, et s'il en passe trop, l'élimination s'en fait vite par les urines et les autres sécrétions. D'autre part, un instinct naturel, un dégoût invincible font refuser aux malades de prendre des eaux sodiques, dès qu'ils en sont saturés, ce qui arrive assez souvent malgré la tolérance ordinaire qu'on remarque chez eux pour ce genre de médication.

Depuis trois ans M. P..., atteint de diabète, s'est refusé à venir à Vals ; mais il n'a pas manqué de prendre chaque jour 3 à 5 grammes de bi-carbonate de soude, et en outre, une bouteille d'eau de Vals (*Magdeleine* ou *Précieuse*). C'est 10 grammes environ par jour de bi-carbonate de soude, qu'il introduit ainsi dans son estomac bon et digérant bien, et qui a reçu 10 à 12 mille grammes de ce sel alcalin en trois ans. La cachexie n'a point paru, et le malade n'en est pas moins dans un état de santé qu'on dirait excellent, si on ne le savait encore un peu diabétique.

Un autre exemple intéressant va nous montrer les propriétés reconstituantes du bi-carbonate de soude sous un autre jour.

Madame P..., d'un tempérament lymphathique, demeurant à Lyon, route de Saint-Cyr-au-Mont-d'Or, est accouchée, il y a dix ans, d'un enfant viable et bien constitué en apparence. Après 72 heures, il expire sans cause connue. Vingt mois plus tard, le même fait se répète sous les yeux du docteur Diday. Pour une troisième grossesse, nous assistons la malade, et nous ne sommes pas plus heureux. Malgré toutes les précautions imaginales, l'enfant meurt encore, 72 heures après sa naissance.

L'autopsie est pratiquée en notre présence par MM. les docteurs Poncet et Violet. Une seule altération anatomique est constatée : le trou de Botal persistait, ouvert de manière à laisser passer le bout du petit doigt. Ces morts successives étaient expliquées.

Survient une quatrième grossesse : La malade vient nous consulter. C'était le moment de la saison thermale ; nous l'envoyons à Vichy, où pendant un mois, sous la direction de notre honorable confrère, M. le docteur Villemain, elle se désaltère aux sources minérales des bords de l'Allier, et dépassant de beaucoup les prescriptions qu'elle a reçues, elle satisfait sans mesure la soif ardente dont elle est poursuivie. Elle absorbait, nous dit-elle au retour, plus de 15 verrées d'eau alcaline par jour. Non-seulement elle n'éprouva pas de cachexie alcaline, mais elle revint à Lyon dans un excellent état de santé, et accoucha 2 mois plus tard d'un garçon qui vécut 18 mois.

A sa cinquième grossesse, la malade se refuse d'aller dans une station thermale, mais elle boit pendant trois mois de l'eau de la source *Magdeleine* de Vals, c'est-à-dire qu'elle prend dans ce laps de temps de 7 à 800 grammes de bi-carbonate de soude. Sa santé n'en paraît que meilleure, et son dernier enfant a aujourd'hui 15 mois.

Ici, le sel alcalin, quoique pris longtemps et à forte dose dans l'eau de la *Magdeleine*, a été reconstituant, non-seulement pour la mère, mais aussi pour le germe qu'elle portait dans son sein. Nous sommes donc tenté de conclure que le bi-carbonate de soude, donné dans une eau minérale gazeuse, ne produit jamais la cachexie alcaline, à moins que le sujet ne soit déjà prédisposé au marasme, par quelque maladie organique, ayant préalablement détrempé tous les ressorts de la vie, mais qu'il est par ses effets sur l'économie, fluidifiant, altérant et reconstituant.

ACIDE CARBONIQUE. — Celui qui fait usage de l'eau de Vals en boisson, de l'eau de la source *Rigolette*, par exemple, ingère dans son estomac, avec un litre de ce liquide, 2 gr. 1/2 d'acide carbonique. Une partie se dégage, il est vrai, mais il en reste une assez grande quantité dissoute dans l'eau, pour qu'il joue un rôle utile dans l'acte de la digestion, soit qu'en titillant la muqueuse gastrique, il excite la sécrétion des sucs nécessaires à la coction des aliments, soit qu'il augmente les mouvements péristaltiques de l'estomac et des intestins.

On verra plus tard, que dans ces organes malades, pris à petite dose, le gaz carbonique, de sa nature analgésique et anti-septique, peut calmer les muqueuses et tendre à les guérir, quand même elles sont déjà le siége de légères exulcérations.

La partie notable de ce gaz qui passe dans le torrent de la circulation, produit sur les appareils des effets nécessaires à l'accomplissement normal des fonctions. Il est donc rationnel de se rendre quelque peu compte de l'action de l'acide carbonique sur l'économie animale, quand on s'occupe d'eaux minérales aussi gazeuses que celles de Vals. C'est aussi le vrai moyen de mettre en lumière toutes les propriétés médicinales de nos eaux carbo-sodiques.

Les anciens avaient déjà reconnu l'utilité de ce gaz, appliqué au traitement de certaines affections, et Pline dit que la vapeur obtenue par du vinaigre versé sur du marbre, apaise la douleur d'une plaie. Nous ne ferons pas ici un résumé de la partie historique du gaz carbonique, si bien traitée dans l'intéressante monographie de M. le docteur Herpin, de Metz (1864). Il nous suffira de dire qu'il a déjà été employé avec succès dans beaucoup de maladies par nombre de médecins, et nous nous bornerons à rappeler ce que les expériences les plus récentes ont démontré sur les effets physiologiques de cet agent médicinal, très abondant dans nos sources, dans celles de la *Rigolette* et de la *Précieuse* notamment.

Mis en contact avec la peau, il y produit en peu d'instants une chaleur assez vive, activant les fonctions de cette membrane. Bientôt ce sentiment augmente par la durée de l'application et, plus tard, fait place à une sorte d'insensibilité *analgésique*, puis à de la torpeur ou de l'*anesthésie*.

Sur les muqueuses, il produit un sentiment de picotement et de chaleur ; dans la bouche, c'est une saveur aigrelette et agréable que tout le monde connaît ; dans l'estomac une titillation et une chaleur douce activant la sécrétion des sucs gastriques.

La partie du gaz qui ne se dégage pas par les éructations (et l'habitude des boissons gazeuses diminue ce phénomène), cette partie disons-nous, restée dans le viscère, entre bientôt dans la circulation générale et amène, chez quelques personnes, une sorte d'ébriété, comme le font les liqueurs alcooliques ou les vins champanisés.

D'expériences pratiquées par les frères Wébert, sur des grenouilles, il résulte que les vaisseaux sanguins sont excités par le gaz carbonique, comme ils le seraient par un courant galvanique, et de son côté, M. Brown-Séquart a montré, qu'injecté dans le poumon d'un animal qui vient de mourir, il en est repoussé par l'excitation qu'il imprime au tissu des bronches et des aréoles pulmonaires, tandis que ce fait de répulsion n'a pas lieu si, dans les mêmes circonstances, on injecte de l'azote ou de l'hydrogène.

Le même physiologiste constate aussi que le cœur d'une grenouille, sorti de la poitrine de l'animal et battant 20 fois par minute, donne 50 à 60 battements, si on le met dans un bain d'acide carbonique. Il en conclut que ce gaz est un excitant du système nerveux et des muscles.

D'autres expériences sont venues confirmer cette donnée et faire penser que, dans le cœur, les mouvements de systole et de diastole, et ceux de presque tous les muscles seraient dus à l'acide carbonique, même les mouvements péristaltiques des intestins ; ce qui expliquerait la persistance de ces derniers, plusieurs heures encore après la mort.

Analgésique sur la peau, il le devient également sur les plaies, et les expériences qu'on a faites sur des ulcérations très douloureuses ont prouvé qu'il en calmait la souffrance.

Cette propriété a souvent été mise à profit dans le traitement des lésions organiques ulcérées, particulièrement celles du sein et de l'utérus.

Nous avons vu que sur la peau, après avoir été analgésique, il devenait anestésique ; il agit de même dans la profondeur des organes et sur toute l'économie. M. le docteur Ozanam a opéré d'un abcès, et sans lui faire éprouver la moindre douleur, comme s'il l'avait éthérisé ou chloroformisé, un malade auquel il avait fait respirer une atmosphère composée de trois parties d'acide carbonique et d'une partie d'air.

Les propriétés désinfectantes et anti-septiques de l'acide carbonique ont été constatées même sur les ulcères les plus sordides. Il peut donc être utile dans les maladies où il y a des dégénérescences putrides, dans les abcès du foie, les catarrhes de vessie et les nombreuses lésions que l'on voit si heureusement modifiées par l'emploi de nos eaux bi-carbonatées sodiques ; car, en effet, aussi bien à l'intérieur du corps qu'à la périphérie, l'acide carbonique fait cesser les souffrances les plus vives, assainit les plaies et les ulcérations de mauvaise nature, et, pour exprimer toute notre pensée, cette propriété, bien reconnue à ce gaz, de modifier les surfaces malades et les tissus où il pénètre, donne, mieux qu'on ne l'a fait jusqu'ici pour les eaux de Vals, l'explication des cures si promptes et si remarquables qu'elles obtiennent, même dans les états cachectiques très avancés.

Si, d'après les médecins qui ont le plus employé dans leur thérapeutique l'*air fixe* des anciens, il nous fallait ici énumérer tous les symptômes morbides amendés ou guéris par l'emploi du gaz carbonique, nous soulèverions un soupçon d'incrédulité que nous serions prêts à partager nous-même. Mais en montrant que l'acide carbonique, à la peau comme dans l'intérieur des organes, est d'abord un excitant, puis un sédatif, qu'il est anti-septique, cicatrisant et résolutif, nous en avons plus dit aux médecins, qu'en leur faisant une de ces listes nosologiques complaisantes qu'on peut allonger à volonté.

Le plus important pour notre station thermale, c'est de rappeler l'opinion des praticiens qui se sont le plus occupés des propriétés thérapeutiques de l'acide carbonique. Selon eux, les eaux alcalines chargées d'une proportion suffisante de ce gaz, et nos eaux sont dans ce cas, conservent non-seulement les propriétés inhérentes à cet agent médicinal, mais encore, en elles, ses effets sont puissamment aidés par l'action spéciale dissolvante et résolutive de la soude, en sorte que, par la réunion de ces deux substances, les eaux acquièrent une force d'influence plus pénétrante et plus décisive sur un grand nombre de lésions morbides.

Ce qu'il y a de meilleur est aussi ce qu'il y a de pire, disait Esope en parlant de la langue. En médecine, on pourrait en dire autant de nos agents les plus terribles et les plus dangereux, lesquels sont aussi les plus utiles, quand on sait bien les employer. Trop d'oxygène tue, et sans lui on ne peut vivre. Dans l'acide carbonique, si on ne considère que les effets délétères, on n'y voit que danger. Mais, quand on le sait indispensable à la vie et que l'on connaît ses propriétés médicinales, on le regarde comme un précieux agent de traitement, et alors seulement on comprend pourquoi les eaux alcalines gazeuses de Vals ont une supériorité thérapeutique sur leurs analogues.

Car enfin, si les anciens et les modernes ne se sont pas trop écartés de la vérité dans leurs observations et les résultats de leurs expériences sur l'acide carbonique appliqué à la médecine, s'il est permis d'ajouter quelque créance aux travaux des nombreux médecins et physiologistes qui, depuis 50 ans, en font un sujet d'études et de méditations, on conclura que, dans nos eaux minérales, l'acide carbonique est plus que le complément de la soude.

D'ailleurs nous ne saurions mieux terminer ce que nous avons à dire de cet agent thérapeutique, qu'en rapportant ces paroles de M. Herpin, de Metz (*De l'acide carbonique*, 1864) : « Ce gaz ne fait qu'entrer chez nous dans le domaine de la thérapeutique, mais il ne tardera pas à prendre la place qu'il doit y occuper. De même qu'il est arrivé pour l'antimoine, le vaccin, l'hétérisation, etc., ses effets ont été exagérés par les uns, niés ou dépréciés par les autres. Mais, quoiqu'il ne doive pas être considéré comme une panacée, néanmoins il produit sur l'économie des effets très remarquables, et a souvent opéré des guérisons inespérées de maladies qui avaient résisté à d'autres médications très rationnelles. »

CHLORURE DE SODIUM. — L'eau de quelques sources de Vals contient du sel en assez grande quantité pour la rendre sapide, agréable, et augmenter ses propriétés médicinales. Examinons brièvement le rôle du sel dans l'économie animale.

Son utilité diététique est constatée dans les plus vieux livres sacrés ou profanes ; elle est prouvée par l'immense commerce dont il est l'objet sur toute la terre, même chez les nations encore sauvages, et aussi par ce fait, que les ordres religieux les plus sévères ne l'ont jamais interdit chez eux, par besoin instinctif, car ils ignoraient que nos humeurs en retirassent de la soude et de l'acide chlorhydrique, nécessaires à diverses fonctions, à la digestion entr'autres.

Effectivement, le sel fait engraisser. Dailly, Suive, M. Boussingault, de l'Institut, l'ont prouvé, et ont même dit, après des expériences comparatives, combien gagne en poids un animal auquel on en donne, et combien perd celui qui mange le foin sans ce condiment, dont les

Anglais apprécient toute la valeur, et qu'ils ne manquent pas de mêler à la provende de leurs animaux de boucherie.

M. Boussingault reconnaît encore au sel la propriété d'exciter la voracité et les appétits vénériens des bestiaux. Selon Poulain, les vaches de la Colombie, privées de sel, deviennent infécondes. Wardun affirme que le dépérissement de l'animal, par suite de cette privation, peut aller jusqu'à la mort, et enfin Gaspard rapporte que les vaches nourries de foin mélangé de sel, en Hollande, ont été complètement soustraites, par cette alimentation, à une épizootie régnante.

Semblables observations ont été faites sur l'homme. Pluvier dit que le sel augmente la vigueur, et Barbier raconte que des vassaux russes, auxquels leur boyard avait interdit ce condiment, devinrent languissants, pâles, faibles, œdémateux, sujets à des générations d'helmintes, et enfin rendus anémiques par la diminution des globules et de l'albumine du sang.

C'est qu'en effet, le sel entre dans la composition du corps pour une partie constitutive importante. La lymphe, le chyle, les mucus, le suc gastrique, la bile, l'urine et tous les liquides en contiennent ; mais c'est dans le sang qu'il existe en plus grande quantité, et, d'après Liébig, en proportion constante, rejeté par les urines et les sueurs, quand il est en excès. Il ne s'y trouve pas seulement sous forme de chlorure de sodium, mais, par ses transformations, il y constitue les sels alcalins, la soude, l'acide chlorhydrique, trouvés par M. Cl. Bernard dans le plasma du sang.

Les eaux alcalines gazeuses, contenant une proportion suffisante de sel, comme celles des sources *Rigolette*, *Désirée* et *Précieuse* sont en conséquence à choisir dans le traitement de certaines affections, quand le sang va toujours en s'appauvrissant, comme dans l'albuminurie ; et cela devient plus évident, si on examine les rapports du sel et de ses dérivés, avec les principales substances qui entrent dans la composition du sang à l'état normal.

Wundt supprime le sel dans son alimentation et au troisième jour ses urines sont albumineuses. Hartner injecte de l'eau pure dans le sang et rend le sujet albuminurique ; il injecte ensuite de l'eau salée, et l'albuminurie disparaît. Schmitz, par des expériences analogues arrive à des conclusions très intéressantes, adoptées par M. Cl. Bernard, telles que :

L'albumine ne serait pas libre dans le sang, le sel s'unirait avec elle pour la maintenir en dissolution ; la soude formerait avec elle un albuminate stable. Les graisses devraient leur margarate et leur oléate au sel, dont l'action se montre d'ailleurs dans la transformation de la bile, de l'urée, etc.

Enfin par ses éléments, soude et acide chlorhydrique, par ses composés, phosphate et carbonate de soude, par lui-même, le sel a des rôles divers à remplir dans la respiration, dans la production des humeurs ; il favorise les actes d'endosmose, d'exosmose et de dissolution, alcalinise la bile et sert à créer, selon quelques auteurs, l'acide chlorhydrique libre du suc gastrique.

On trouve aisément et partout du sel, dira-t-on. Oui, comme on trouve du fer, du soufre et tant d'autres substances, dont l'action, si on les prend isolément, ne se compare pas à celles qu'elles produisent quand elles sont données dans une eau minérale.

Bi-carbonate ferro-manganique. — C'est à la présence du fer dans l'eau de la source *Dominique*, qui fait l'objet du chapitre suivant, qu'est due une grande partie des propriétés reconstituantes remarquables de ce nouveau moyen thérapeutique. Aussi, nous sommes-nous réservé de parler avec plus de détails du fer comme agent médicinal, quand nous ferons l'histoire de notre intéressante source d'*eau acide ferro-arsenicale*. Nous dirons cependant ici quelques mots de son importance physiologique et des avantages qu'il y a à le donner dans une eau alcaline gazeuse.

On sait qu'il concourt à composer l'hématosine du sang, et qu'il est un des éléments qui s'opposent à sa dissolution, en maintenant à ses globules leur forme discoïde. Sans insister beaucoup sur le rôle qu'il joue dans la respiration, rappelons que l'oxygène introduit d'abord par cette fonction dans le sang, vient se fixer spécialement sur le globule, le colorer en rouge vif (sang artériel) et que le corps discoïde, ainsi chargé d'oxygène, va porter aux tissus le gaz vivifiant, lequel, se combinant au carbone qu'il y rencontre, forme de l'acide carbonique. Ce dernier, rapporté aux vaisseaux capillaires du poumon, est bientôt éliminé de l'économie.

Ce va-et-vient continuel de l'oxygène et de l'acide carbonique, ne pourrait avoir lieu sans la présence du fer. Aussi, est-ce un point de départ pour nombre de maladies, quand par une cause, souvent insaisissable, ce métal vient à faire défaut dans la circulation.

Lorsqu'il est donné dans une eau alcaline gazeuse, et à l'état d'extrême dilution, il n'est pas besoin que le bi-carbonate de fer soit en grande quantité. Là, en effet, rien ne s'en perd, et il concourt presque immédiatement aux fonctions physiologiques qui lui sont dévolues. Une partie en est transformée dans l'estomac en lactate de fer, et entraînée avec l'autre partie non décomposée, dans la lymphe, puis dans le sang avec l'aide du lactate de soude qui se forme en même temps dans le viscère : aussi, dans une eau alcaline gazeuse, peut-être mieux que dans aucune autre préparation martiale, le fer se trouve-t-il dans les conditions favorables au rôle qu'il doit jouer pour l'entretien de la vie.

Des expériences faites en 1847 ont démontré dans le sang l'existence normale du manganèse. Si le fait est exact, et M. le professeur Pétrequin n'en paraît pas douter, c'est un précieux avantage qu'offrent quelques unes des eaux de Vals, de tenir en combinaison le fer et le manganèse.

Le même fait sert aussi à expliquer les guérisons rapides opérées sous nos yeux par l'eau des sources *Rigolette* et *Magdeleine*, celles notamment de chloroses ou d'états anémiques. Mais ne faut-il pas admettre que par cette médication, on a encore le bénéfice des autres éléments reconstituants contenus dans ces eaux, en sorte que ceux-ci, agissant sur la digestion et sur le système nerveux, apportent au sel ferro-manganique un contingent décisif de puissance médicatrice, qu'il n'aurait pas eue sans doute, pris autrement, à des doses aussi minimes.

BI-CARBONATE DE MAGNÉSIE. — Un des agents de la matière médicale les plus employés pour purger légèrement, c'est la magnésie. Elle y réussit à une condition, pourtant, celle de trouver dans l'estomac et dans les intestins des acides qui en font un sel soluble. Alors elle n'agit plus sur les muqueuses comme une terre inerte, mais comme une substance stimulante et laxative.

De là, l'idée d'employer, pour purger, des sels de magnésie naturels, ou de la rendre elle-même soluble en la combinant avec les acides citrique, tartrique ou sulfurique, et d'en composer des préparations purgatives d'un goût souvent peu agréable.

Le bi-carbonate de magnésie possède la même propriété, et si, dans les eaux de quelques sources de Vals (la *Désirée* et la *Précieuse*), il s'y trouve, en proportion relativement petite, un gramme environ par litre, il n'en agit pas moins à la manière des minoratifs, après un usage de 4 à 5 jours et même souvent plus tôt.

En considérant que nos eaux laxatives citées ci-dessus, contiennent un peu de sulfate de soude, et de plus une grande proportion de bi-carbonate de la même base, ce qui augmente singulièrement la sécrétion des sucs gastrique et intestinal, on ne sera pas étonné des résultats que l'on obtiendra par la petite quantité de bi-carbonate magnésien contenu dans les eaux de la *Désirée* et de la *Précieuse*.

Voici un fait plus surprenant : il existe dans les sources de Niederbroon, dit M. Patissier, une dose tellement faible de magnésie qu'elle atteint à peine 30 centigrammes, tandis que celle de l'eau de Sedlitz artificielle en renferme plus de cent fois autant. Cependant avec une verrée de cette eau, ajoute le Docteur, il purgeait un malade chez lequel une bouteille d'eau de Selditz, même à 45 grammes, n'amenait aucun résultat. C'est qu'en effet, comme le dit avec raison M. le docteur Loretan de Loëche-les-Bains, « l'expérience n'atteste-t-elle pas tous les jours qu'une petite quantité de carbonate de magnésie, contenue dans une eau minérale, produit un effet laxatif égal, sinon plus fort, que celui obtenu par des doses plus élevées de ce sel dissous artificiellement dans de l'eau ordinaire, comme le pratique l'industrie. »

Si nous ajoutons enfin, que, dans nos eaux bi-carbonatées, la présence de ce sel, en tant qu'alcalin, vient encore en aide au bi-carbonate de soude et autres agents minéraux pour assurer l'intégrité des digestions, nous aurons dit à peu près tout ce qui peut intéresser le médecin désireux d'appliquer les eaux sodo-magnésiennes au traitement des maladies chroniques.

CHAPITRE III.

SOURCE DOMINIQUE

(Deuxième genre des eaux de Vals.— Eau acide ferro-arsenicale.)

SITUATION. — DÉBUT. — ORIGINE. — MODE DE MINÉRALISATION.
QUALITÉS CHIMIQUES DE L'EAU.

Sur l'arrière plan d'un petit vallon pittoresque et verdoyant, fermé à l'Est par de hautes montagnes recouvertes de vignes et de grands châtaigners, jaillit la source *Dominique*, à peu près ignorée, il y a trois siècles. Un solide édifice moderne, embelli d'un revêtement extérieur, dont les matériaux sont tirés des volcans voisins, indique l'antre de la nymphe où l'on parvient en gravissant sans effort, car la pente en est douce, une rampe de cent quatre-vingt mètres au-dessus des dernières sources d'eau alcaline gazeuse les plus élevées, la *Rigolette* et la *Désirée*.

Le nom du grand prêcheur lui a été donné, répètent à l'envi toutes les notices écrites sur Vals, à l'occasion d'une cure merveilleuse pour le temps. C'était au commencement du XVIIᵉ siècle, et le malade reconnaissant qui a baptisé la source, n'était autre qu'un religieux de l'ordre des Dominicains, tourmenté depuis plusieurs années, et presque réduit à un état de marasme, par une fièvre quarte rebelle.

A partir de cette époque, Geoffroy, Buchoz et tous les auteurs qui ont écrit sur les eaux minérales de Vals, ont fait mention expresse de la source *Dominique*. Ils la citent même avant la vieille *Saint-Jean*, plutôt probablement pour ses qualités rares et singulières, que pour son ancienneté; mais, qu'elle soit antérieure à toute autre ou seulement contemporaine des plus anciennes, elle n'en est pas moins d'un âge assez respectable, bientôt trois cents ans. Sa réputation, il est vrai, n'a pris un grand essor que depuis un nombre d'années assez restreint, néanmoins suffisant pour lui avoir conquis des titres sérieux à la reconnaissance des malades et à la confiance des médecins.

Dans le principe, on usait de l'eau de la source *Dominique*, avec une certaine hésitation, car on la croyait vitriolique et cuivrée. Cette demi erreur (elle contient de l'acide sulfurique, mais non du cuivre) n'empêchait pas de l'employer en collyre contre les maladies des yeux, comme aussi d'en imbiber des compresses pour les appliquer sur des plaies an-

ciennes sordides, dans le but de les déterger et d'en activer la cicatrisa-
tion.

On la prenait aussi en boisson, et dès l'année 1774, Vincent Raulin
reconnaît et *n'oublie pas d'écrire* que depuis longtemps déjà on l'admi-
nistrait avec succès dans les fièvres intermittentes, et qu'on pouvait la
considérer, à juste titre, comme un excellent remède fébrifuge et anti-
périodique.

L'existence d'une source acide n'est pas une anomalie dans la nature ;
on en connaît plusieurs, toutes également situées dans le voisinage des
volcans, et contenant dans leurs eaux de l'acide sulfurique et des sels de
fer. M. Guibourt, dans son ouvrage (*Histoire des drogues simples*) nous
dit que la rivière *Rio-Vinagre* en Amérique, roule dans ses ondes de
l'acide sulfurique libre, mais il y a loin de là, à la composition com-
plexe de l'eau de la source *Dominique*, combinaison précieuse de fer, de
soufre, de phosphore et d'arsenic ₋ sans similaire connue jusqu'à ce
jour.

On tient pour inexplicable la présence de cette source acide dans un
lieu aussi voisin des sources d'eau alcaline : l'étonnement cessera bientôt, si l'on considère qu'elle vient probablement des massifs de montagnes qui servent de contreforts à la chaîne du Coiron, tandis que les
eaux carbo-sodiques semblent dériver de la chaîne de montagnes qui
bordent la rive droite de la Volane, sous laquelle elles passent par une
sorte de tunnel, syphon ou conduit naturel, pour regagner la rive gau-
che de cette rivière et déboucher non loin de la source *Dominique*. L'inspection du pays et l'opinion de géologues distingués nous autorisent à
admettre, pour ces deux genres d'eau (alcaline et acide), des lieux d'o-
rigine différents, malgré la proximité de leur point d'émergence.

On trouve en abondance aux abords de la source *Dominique*, des
pierres de natures diverses. Ce sont principalement des micas grisâtres,
verdâtres ou à feuilles argentines ; des silicates et des sulfures de fer, et
enfin d'autres pyrites dont la présence en ce lieu, et sur la montagne
d'où sort l'eau de la *Dominique* peut en expliquer la composition chimique. On remarque sur la masse de roche feldspathique et minacée
d'où elle sourd, de larges taches d'un jaune verdâtre que l'on serait
tenté d'attribuer à du vert de Schéel délayé par les pluies. Ce sont en
effet des pyrites arsenicaux, qui se dissolvent par les eaux de filtration
dans les massifs des montagnes occidentales du Coiron, d'où elles apportent leur tribut de sel arsenical à la source de la *Dominique*.

Les autres pyrites se décomposent également, soit par l'influence de
l'eau, soit mieux encore par l'action dissolvante de l'acide sulfurique

qui se forme au fur et à mesure que la dissolution des roches a lieu , et pour servir à son tour de dissolvant aux pyrites les plus résistants. De la lixiviation de la roche feldspathique, des réactions chimiques qui l'accompagnent et la favorisent, résulte l'eau minérale de la source *Dominique* dont l'analyse qualitative, faite par M. O. Henry, a donné les résultats rapportés dans le tableau suivant :

Sur 1,000 grammes d'eau on a trouvé :

Acide sulfurique . . .	Acide sulfurique		1.30
Id. arsénique.	Silicate acide . . .		
Sesquioxyde de fer. . .	Arseniate acide . .	sesquioxyde	
Chaux et soude.	Phosphate acide .	de fer.	
Acide silicique	Sulfate acide . . .		0.44
Chlore.	Sulfate de chaux.		
Acide phosphorique . .	Chlorure de sodium.		
Matière organique . . .	Matière organique. . . , ...		
			1.74

L'eau de la source *Dominique* accuse 14 degrés 1/2 au thermomètre centigrade. Elle est claire, limpide, d'un goût légèrement acide et ferrugineux, mais nullement désagréable, car la majorité des malades la boivent avec plaisir. Elle s'écoule par deux issues principales qu'elle s'est lentement ouvertes dans la roche. Le captage en a été artistement fait, et deux robinets servent à la consommation des buveurs, comme à la mise en bouteilles qui est pratiquée avec le plus grand soin.

Les qualités physiques de cette eau, notamment sa fraîcheur, et les cures qu'on lui voit opérer chaque jour, appellent à la *Dominique* un grand nombre de malades qui veulent y boire malgré des contre-indications formelles. Nous sommes donc souvent obligés de nous raidir contre l'inobédience et l'obstination qu'ils y mettent. Nous avons aussi à nous élever contre l'imprudence de ceux qui en prennent sans mesure ; 8 verrées par jour sont déjà une dose très forte, car bien que cette eau soit très digestible, parfois fort utile contre certaines dyspepsies à forme sèche ou tenant à un abaissement de l'innervation, elle amène de la diarrhée, quand on en fait un usage abusif, ce qui met dans la nécessité de suspendre le traitement 2 ou 3 jours.

A l'inspection du tableau synthétique de l'eau de la *Dominique*, on juge de suite qu'elle doit avoir sur l'économie une influence profonde et énergique. Les observations multiples faites par nous, tant à Vals que dans notre pratique à Lyon , de même que celles publiées par nos honorables confrères, ont légitimé cette induction. Elles nous ont prouvé que la résultante curative, due à des agents médicinaux de propriétés diverses, mais non contraires, permet d'employer avec succès l'eau de la source *Dominique* au traitement des nombreuses et graves affections de nature variée

CHAPITRE IV.

IMPORTANCE THÉRAPEUTIQUE GÉNÉRALE,
DES ÉLÉMENTS MINÉRAUX DE L'EAU DE LA SOURCE DOMINIQUE,
DE LEUR ACTION SUR L'ÉCONOMIE.

Pour donner une idée de l'importance et de la réalité des effets médicinaux que l'on peut retirer de l'usage de l'eau de la source *Dominique*, il suffira d'un simple rapprochement, déjà présenté par les médecins qui ont écrit, dans ces dernières années, sur les eaux de Vals. Les eaux du *Mont-Dore*, en Auvergne, renferment quelques atomes d'arsenic, et l'on en a conclu qu'elles leur devaient leur bonne influence dans certaines maladies de poitrine. D'autre part, MM. Imbert-Goubert et l'Héritier attribuent à *un* milligramme d'arsenic, contenu par chaque litre d'eau thermale, les propriétés curatives des sources de Plombières.

Or, M. O. Henry a estimé à *trois* milligrammes $1/10^e$ par mille grammes la quantité de ce métalloïde dissous dans l'eau de la *Dominique* : la bienséance et la logique nous dispensent d'en dire davantage sur ce sujet.

En outre de l'arsenic, nous avons vu que notre deuxième genre des eaux de Vals renferme, par litre, 1 gramme 30 d'acide sulfurique libre, du phosphate, du silicate de fer, etc. Chacune de ces substances composées a, par elle-même ou par ses dérivés, des influences physiologiques et thérapeutiques sur l'organisme, et doit être rangée parmi les plus puissants modificateurs de l'économie.

Etudier séparément les actes physiologiques produits sur l'organisme par les éléments minéralisateurs de la source *Dominique*, c'est en faire une sorte d'analyse préparatoire, destinée à nous éviter plus tard des répétitions de détail, quand nous nous occuperons de la partie thérapeutique. Nous conserverons donc ici la marche que nous avons déjà suivie dans l'examen des eaux alcalines gazeuses de Vals, et nous rappellerons d'abord quelques-unes des opinions des auteurs les plus autorisés sur les effets que le soufre, la silice, le phosphore, le fer et l'arsenic, peuvent produire sur l'économie, lorsqu'ils y sont introduits à petites doses, dilués et combinés dans une eau minérale.

Le soufre fait partie de nos tissus, des os principalement, où il est à l'état de sulfate de chaux. Dans l'économie, son rôle est encore de ranimer la vitalité des tissus, de les stimuler dans leurs fonctions, tout en leur fournissant des éléments de nutrition. On conçoit alors pourquoi il est conseillé dans les affections catarrhales, comme aussi dans le rhumatisme ; c'est lui, en effet, qui constitue l'agent médicinal le plus précieux des eaux minérales employées dans quelques stations thermales contre ces deux affections.

Ce métalloïde est un destructeur des produits épigénétiques du sang, et, en conséquence, un des remèdes les plus efficaces contre les maladies de la peau, dont il rétablit et ranime les fonctions, à preuve les animaux dont le pelage devient si doux, si fourré et si brillant, lorsqu'on mêle du soufre à leurs aliments. Aussi la thérapeutique des dermatoses serait-elle considérablement restreinte dans ses formules et diminuée de valeur, si l'on en supprimait le soufre.

Dans l'eau de la source *Dominique*, il est à l'état d'acide sulfurique, mais largement dilué (1 gramme 30 par litre), comme dans la préparation pharmaceutique connue sous le nom de limonade minérale, souvent employée en médecine pour modérer les hémorragies graves. L'acide sulfurique a, en effet, la propriété d'augmenter la plasticité du sang, et, d'autre part, il devient, selon M. Gubler, un agent qui fournit, comme son radical, le soufre, des éléments de nutrition aux tissus, et les stimule dans leurs actes vitaux. Enfin, combiné au fer et à la chaux, il conserve et augmente ses propriétés altérantes et reconstituantes.

La Silice n'est pas employée en médecine, et cependant son rôle dans l'économie animale est peut-être plus important qu'on ne le croit généralement. A l'état de silicate de fer acide, elle est soluble, et telle, elle se trouve dans l'eau de la *Dominique*. Dans l'estomac, elle abandonne le fer pour fournir du silicate de soude, qui, d'après les expériences de M. le docteur Pétrequin, contribue puissamment à alcaliniser les urines.

Selon d'autres observateurs, la silice et les silicates ont une action thérapeutique contre les affections goutteuses et graveleuses.

Le Phosphore, comme le soufre, fournit des matériaux à la nutrition des tissus, surtout à celle des os et de la pulpe nerveuse. Dans l'eau de la source *Dominique*, il se présente à l'état de phosphate de fer, employé aujourd'hui comme un bon agent de reconstitution, et qui a fait en cette qualité le succès des sirops de MM. Robiquet et Leras, sirops conseillés contre le rachitisme, les scrofules et la tuberculose prodomique.

Dans l'estomac, le phosphate de fer subit une première décomposition, en abandonnant sa base, qui se combine avec les acides lactique et chlorhydrique, pour passer dans la circulation générale à l'état de lactate et de chlorure de fer, tandis que, mis en liberté, l'acide phosphorique, véritable élément organique, est entraîné lui-même dans l'économie, où il va remplir au besoin le double rôle d'aliment et de substance médicamenteuse.

FER. — En analysant un végétal, dit M. Georges Ville (*Conférences agricoles*), on y trouve 14 éléments, dont 13, pris séparément ou ensemble, ne suffisent pas pour produire une plante normale et capable de *porter graines*. Il faut, de toute nécessité, y ajouter l'azote, bien qu'il n'entre dans la composition des végétaux, que pour une ou deux parties sur cent.

Une remarque analogue peut être faite pour le fer, en ce qui concerne les animaux à sang rouge. Que voyons-nous en effet, lorsqu'il vient à faire relativement défaut dans l'organisme? des tissus décolorés, une faiblesse générale, une innervation pervertie, en un mot des désordres fonctionnels qui rappellent exactement ceux que M. le professeur Ville a constatés, dans les végétaux privés d'azote. Aussi la Providence a-t-elle répandu partout cet élément matériel, indispensable à la vie normale, et le trouve-t-on dans presque toutes les substances alimentaires.

Tous les médecins connaissent trop bien les accidents pathologiques graves, résultats ordinaires d'une diminution notable de la proportion de fer qui doit exister dans le torrent circulatoire sanguin, pour que nous soyons obligés de rappeler ici avec détails, que c'est un des points de départ de la chlorose, des anémies, de la leucocytémie, des névroses, de la scrofule et d'autres états morbides nombreux. Ils savent aussi que ce n'est pas, parce que le fer n'existait pas, dans les matériaux de l'alimentation, que le sang en a été privé, mais bien parce que des conditions pathogéniques préexistantes se sont opposées à son assimilation et l'ont fait rejeter de l'économie.

Ils admettent encore généralement, que l'indication thérapeutique rationnelle n'est pas uniquement de donner du fer au malade dont le sang est déglobulisé, encore moins de le donner en grande quantité, par masse, pour ainsi dire, mais de l'administrer peu à la fois, sous une forme et dans des conditions qui le rendent facilement assimilable. Tous savent, de plus, que pour assurer le succès de la médication martiale, il convient de chercher en même temps, par des moyens appropriés, à remédier à l'une des causes premières de tous les désordres : le trouble de l'innervation ; car de lui provient en effet la perversion des fonctions assimilatrices.

Ainsi pour permettre au fer de parvenir dans le sang, la première condition est donc : le calme rétabli dans l'état névro-pathique, qui, dans la plupart des maladies, retentit, n'importe son point de départ, jusque sur l'organe digestif. La seconde, c'est que le fer soit dissous, ou mieux qu'il trouve dans l'estomac, dans les sucs gastriques où ils existent normalement, les acides lactique et chlorhydrique par lesquels il doit être transformé en lactate et en chlorure de fer. En effet, les expériences récentes de M. Mialhe ont confirmé que sous ces deux états, le métal est admis par les vaisseaux absorbants de l'estomac et des intestins, et c'est aussi sous ces deux formes qu'il répond le mieux aux exigences de la fonction hématosique.

Administré à petite dose, et absorbé, un médicament peut atteindre le but que l'on se propose ; il fatigue inutilement, donné à profusion, mais rejeté. Cette vérité élémentaire, admise aujourd'hui par la plupart des médecins, semble opérer un commencement de réaction en faveur de la diminution des doses de remèdes. Néanmoins le fer est souvent employé en médecine d'une manière abusive, ainsi que le démontrent les études et les expériences de M. le professeur Corneliani (de Pavie), et desquelles il conclut qu'une minime partie de fer seulement peut être absorbée, quelle que soit la quantité ingérée en une fois dans l'estomac.

Par conséquent en donner peu, mais dans des conditions d'assimilation convenables, et pour cela ramener l'intégrité des fonctions digestives, sont les règles à suivre pour obtenir du fer tout ce que l'on est en droit d'en attendre dans la chlorose, les anémies et les autres affections caractérisées par la diminution des globules du sang. Cette double indication est facilement remplie, avons nous déjà dit, quand on donne le fer dilué par la nature dans les eaux alcalines gazeuzes ; car il s'y trouve à l'état de bi-carbonate instable dans l'estomac, et formant bientôt par son protoxide naissant les lactate et chlorure de fer, nécessaires aux actes de l'osmose.

L'eau de la source *Dominique*, ingérée dans l'estomac, offre des phénomènes analogues ; les silicate, phosphate, arseniate de fer, etc., se décomposent, et pendant que leurs acides se portent sur d'autres bases, le protoxide de fer, mis en liberté, se combine aux acides chlorhydrique et lactique, subissant ainsi la transformation nécessaire pour être admis par les vaisseaux chyleux, et conduit dans la grande circulation sanguine d'abord , puis aller dans les poumons , au contact de l'air, éprouver enfin l'importante modification qui en fait un élément vital du sang.

L'Arsenic est l'un des agents thérapeutiques les plus précieux de l'eau de la source *Dominique* ; il s'y trouve à l'état d'arseniate de fer , et lors même, ce qui ne peut être mis en doute, que dans l'estomac, ce dernier subirait une décomposition, ses éléments n'en constitueraient pas moins des remèdes d'une grande valeur dans le traitement de nombreuses affections.

Presque tous les poisons ont en effet , soit dit pour les malades , et non pour les médecins , une influence physiologique salutaire et très puissante sur l'économie , alors qu'ils sont donnés en proportions convenables ; l'arsenic ne fait pas exception à cette règle ; son action sur l'organisme, étudiée avec soin, a montré que, s'il ne faut pas se départir des doses minimes, et si l'on doit un peu compter sur le temps, on peut, de son emploi judicieux, retirer les plus grands résultats thérapeutiques. Aussi cet agent médicinal dont le nom seul effrayait autrefois, a-t-il conquis aujourd'hui une large place dans la pratique de la médecine.

Il est curieux de lire ce qui a été écrit sur les effets que l'on obtient de l'arsenic, dans certains pays , pour donner de l'embonpoint , de la force et de la vigueur aux hommes ; dans d'autres, de la graisse , un pelage luisant et une respiration plus facile aux chevaux. MM. Trousseau et Pidoux, dans leur excellent ouvrage de *matière médicale* , n'ont rien oublié sur ce sujet, et ont principalement insisté sur l'action de l'arsenic dans les fonctions du poumon, particulièrement dans l'acte respiratoire qu'il facilite d'une manière surprenante.

Pour faire apprécier ce que peut l'eau de la *Dominique* dans le traitement de quelques maladies , nous dirons seulement ici deux mots de l'arsenic dans ses rapports avec la médecine.

MM. Schmitz et Brett-Schneider ont reconnu, par diverses expériences, que ce métalloïde diminue la combustion de la graisse , ralentit les mouvements de décomposition, et rend moindre l'exhalation de l'acide carbonique par le poumon et celle de l'urée par les reins ; ce qui revient à dire qu'il empêche la déperdition des forces et tend à faire engraisser , en un mot, qu'il est reconstituant.

On l'emploie encore journellement comme sédatif du système nerveux, et nous avons souvent constaté , que, donné à petites doses (2 gouttes par jour de la liqueur de Fowler , par exemple) , il diminue la sensibilité morbide de l'estomac et ramène l'appétit. Fowler, Pearson , M. le Dr Boudin et nombre d'autres praticiens distingués ont obtenu de belles cures par l'emploi de l'arsenic dans les névralgies viscérales rebelles, les névropathies du cœur, les fièvres intermittentes, et tous ces faits constatés aujourd'hui dans la pratique ordinaire de la plupart des médecins, ne laissent aucun doute sur l'action sédative que cet agent médicinal exerce sur le système nerveux, et aussi sur le phénomène encore mystérieux de la périodicité de certaines maladies.

Ainsi pour quelques auteurs, l'arsenic donne de l'embonpoint, de la force, une respiration large et facile ; pour d'autres il provoque l'appétit et calme les névropathies, effets divers, mais nullement contradictoires, car l'irritabilité morbide, en suspendant le jeu normal des fonctions, déprime plutôt l'énergie vitale qu'elle ne l'augmente. Nous n'avons pas dit tout encore, l'arsenic possède une autre et bien précieuse propriété. En agissant sur les glandes hémato-poiétiques et sur le sang (M. Gubler), en le purifiant (qu'on nous passe cette expression), en rendant impossible, ou en détruisant la génération des produits épigénétiques (MM. Trousseau et Pidoux) dans les humeurs et dans les tissus, l'arsenic a mérité, comme remède altérant ou anti-diathésique, la confiance des dermatologues les plus distingués.

L'étude micographique des altérations morbides est depuis quelques années à l'ordre du jour, et si elle promet à l'art de guérir, de brillantes et fertiles découvertes, elle tend aussi à augmenter l'importance des médicaments altérants ; car il est hors de doute que des principes nouveaux dans le sang, sans analogues dans l'économie, sont fréquemment, comme le dit M. le professeur Andral, la cause de maladies, dont la nature nous est inconnue, et l'arsenic, ajouterons-nous, devient pour elles un excellent moyen de traitement, lent, il est vrai, à longue portée, comme tout médicament anti-diathésiques qu'il faut donner à très petites doses et longtemps, mais qu'il est rationnel d'employer en médecine, puisque, introduit dans les humeurs et dans les tissus, il en fait disparaître les produits parasites et destructeurs.

En résumé, si l'arsenic à doses élevées est un poison violent, donné par milligrammes, comme dans l'eau de la source *Dominique*, il est aussi bienfaisant et n'est pas plus dangereux que le phosphore et l'iode contenus dans les huiles de poissons.

Nous répéterons que, étudié à différents points de vue, il s'est montré, pour les observateurs les plus attentifs, doué de quatre propriétés bien précieuses, savoir : d'être un sédatif du système nerveux, un anti-périodique, un altérant, et enfin un puissant agent de reconstitution.

Entre les diverses et profondes modifications physiologiques et thérapeutiques produites par les éléments minéralisateurs de l'eau sulfo-ferro-arsenicale de Vals, il n'y a pas d'antipathie ni d'antagonisme, et les effets des uns ne détruisent pas ceux des autres. Ces agents médicinaux paraissent au contraire s'entr'aider pour amener un même résultat : la santé, et cela en procurant à l'organisme l'épuration et la reconstitution du sang, l'équilibre et le calme au système nerveux, une plus grande facilité dans la respiration, plus de lenteur et d'ampleur dans le rhythme du pouls, et, comme le disent quelques auteurs en parlant de l'arsenic, la résurrection de la face, des forces et de l'embompoint.

Cependant, toutes les fois qu'il s'agit d'employer un remède énergique, on se demande tout d'abord s'il n'y a pas de contre-indications, et le plus souvent cet examen a pour conséquence de faire combiner l'action du remède héroïque avec celle d'une autre substance capable d'en tempérer les effets. C'est ainsi que l'on associe journellement l'opium à l'iode, au mercure, au quinquina, etc. De même, les éléments minéraux toniques de la source *Dominique* nous ont fait appréhender quelquefois de la conseiller à des personnes d'apparence délicate ; mais chose bien remarquable, une fois cette crainte vaincue, c'est précisément dans ces circonstances, qu'elle nous a souvent le mieux réussi. La reconstitution du malade semblait marcher comme à pas de géants, et l'on eût dit que l'action calmante et modératrice de l'arsenic contenait, sans l'annihiler, mais dans de justes limites, celle excitante du fer et de l'acide sulfurique,

En effet, l'eau de la source *Dominique* porte avec elle son modérateur, l'arsenic ; c'est dire qu'elle est bien rarement contre-indiquée. On comprend néanmoins que lorsque la diète est indispensable, lorsque l'état fébrile est intense, lorsqu'il y a une hypérémie active ou une constitution pléthorique très prononcée, ce n'est pas à l'eau de la source *Dominique*, si éminemment tonique et reconstituante, qu'il serait prudent de s'adresser.

Si l'on a présentes à la mémoire les actions physiologiques propres à ses éléments, cette eau, unique dans son genre, laisse entrevoir *à priori*, par sa composition chimique, les lésions morbides qu'elle peut combattre avec succès, et l'expérience clinique est venue confirmer ce que, par hasard ou par induction, on avait appris de ses propriétés thérapeutiques. Comme ils s'y attendaient, les médecins de Vals l'ont presque toujours trouvée efficace contre la *chlorose*, les *anémies*, les *névralgies*, les *névroses*, les *fièvres intermittentes* rebelles au quinquina, dans quelques *maladies de la peau* et dans les diathèses où prédominent le *lymphatisme* et l'abaissement des fonctions vitales, telles que la *scrofule*, le *rachitisme* et la *tuberculose*.

Aujourd'hui, les médecins de Vals ne sont pas les seuls qui considèrent l'eau de la source *Dominique* comme une bonne acquisition pour la matière médicale. Des expériences intéressantes ont été faites par d'autres praticiens pour constater ses diverses propriétés.

Aussi, la réputation de cette source tend tous les jours à s'accroître, et nous pouvons affirmer que, malgré son arsenic, ou plutôt à cause de cet agent médicinal, un tiers des malades qui se rendent à Vals chaque année, y sont envoyés en vue d'un traitement par l'eau de la source *Dominique*; la plupart des autres, redirons-nous encore, témoins des beaux et prompts résultats obtenus par cette eau salutaire, demandent à être dirigés sur la même source.

En effet, c'est en voyant l'eau de la *Dominique* aux prises avec les affections névro-sténiques et les *états morbides anémiques et languissants*, que l'on peut se faire une haute et juste idée de sa puissance curative.

Nous terminerons cette étude par les mêmes observations que nous faisions à son début.

Quand une eau minérale peut être conservée longtemps sans altération, et malgré les transports les plus lointains, médecins et malades sont en droit, à quelque distance des sources qu'ils la prennent, d'en attendre d'aussi bons effets qu'à la station même.

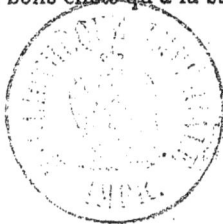

Valence, Imp. Jules Céas et fils.

www.ingramcontent.com/pod-product-compliance
Lightning Source LLC
Chambersburg PA
CBHW060445210326
41520CB00015B/3851